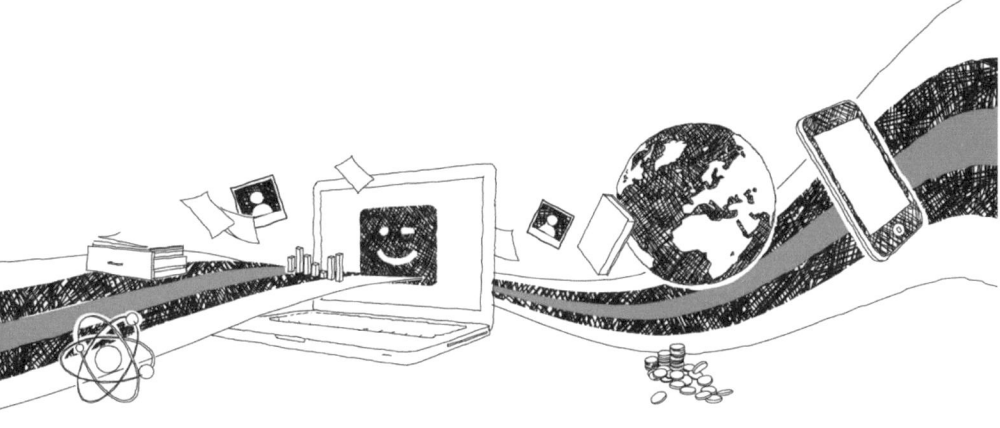
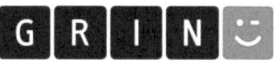

Service Robotic im Gesundheitswesen. Analyse der Chancen und Risiken

Linda Bödefeld

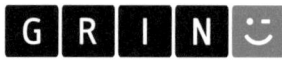

Bibliografische Information der Deutschen Nationalbibliothek:

Die Deutsche Nationalbibliothek verzeichnet diese Publikation in der Deutschen Nationalbibliografie; detaillierte bibliografische Daten sind im Internet über http://dnb.d-nb.de abrufbar.

ISBN: 9783346506221
Dieses Buch ist auch als E-Book erhältlich.

FOM Hochschule für Oekonomie & Management

Standort Köln

Hausarbeit

Fachbereich Gesundheit und Soziales

Studiengang: Gesundheitspsychologie und Medizinpädagogik

Bachelor of Arts

Service Robotik im Gesundheitswesen – Analyse der Chancen und Risiken

Fach: Wissenschaftliches Arbeiten (Abschlussarbeit)

Autorin: Linda Bödefeld

Inhaltsverzeichnis

Abkürzungsverzeichnis

Frauenhofer IPA= Frauenhofer- Institut für Produktionstechnik und Automatisierung

1 Einleitung

1.1 Hintergrund

Roboter sind längst nicht mehr nur Teil von Science-Fiction-Filmen, sondern sind mittlerweile im privaten Alltag vieler Menschen angekommen. Staubsauger-Roboter, Rasen-Roboter oder Roboter zum Bodenwischen sind in immer mehr Haushalten vorzufinden. Dazu kommt, dass Roboter keinesfalls mehr aus der Industrie wegzudenken sind. Alleine bis 2022 werden weltweit rund 2 Millionen neue Industrie-Roboter in Fabriken installiert.[1] Rund 580.000 Einheiten der Industrie-Robotern sind bereits in Europa im Einsatz.[2] Genutzt wird dieses intelligente Verfahren, um mit neuen Verbrauchertrends, steigender Nachfrage nach Produktvielfalt oder Herausforderungen durch Handelsbarrieren zu umgehen und dem entgegenzusteuern.[3]

Eine Branche, die bisher eher wenig mit Robotern zu tun hat, ist der Gesundheitssektor. Im Gesundheitswesen und speziell der Pflege, stößt die Roboter-Technik immer wieder auf ein Akzeptanzproblem, dabei erlebt gerade dieser Bereich 2019 ein Wachstum von 61%.[4] 3.400 Medizinroboter wurden letztes Jahr verkauft, diese finden hauptsächlich Anwendung in Operationssälen zur Unterstützung von medizinischen Eingriffen oder in der Rehabilitation.[5] Die Corona- Pandemie beschleunigt den Personalmangel, oft herbeigeführt durch steigende Überlastung der Pflegekräfte. Weshalb das Gesundheitssystem, gerade im Blick auf den pflegerischen Alltag zu einer innovativen

---

[1] Vgl. https://www.it-daily.net/it-management/industrie-rpa/23578-die-top-treiber-fuer-den-einsatz-von-industrie-robotern, Zugriff am 04.10.2020

[2] Vgl. https://ifr.org/downloads/press2018/2020-09-24_IFR_Pressemeldung_WR_Industrie-Roboter_deutsch.pdf, Zugriff am 04.10.2020

[3] Vgl. https://www.it-daily.net/it-management/industrie-rpa/23578-die-top-treiber-fuer-den-einsatz-von-industrie-robotern, Zugriff am 04.10.2020

[4] Vgl. https://www.springerprofessional.de/roboter/corona-krise/gute-zeiten-fuer-serviceroboter/17917744, Zugriff am 04.10.2020

[5] Vgl. https://www.springerprofessional.de/roboter/corona-krise/gute-zeiten-fuer-serviceroboter/17917744, Zugriff am 04.10.2020

Idee gezwungen wird. Die aktuelle Corona-Krise kann hier neue Chancen für Einsetzfelder von Robotern in Pflegeeinrichtungen bieten.

1.2 Problemdarstellung

Circa 23 Tage im Jahr sind Deutschlands Pflegekräfte laut dem TK-Gesundheitsreport 2019 „Pflegefall Pflegebranche? So geht's Deutschlands Pflegekräften" nicht arbeitsfähig.[6] Im Alltag werden die Pflegenden mit immer wieder neuen beruflichen Herausforderungen konfrontiert. Sei es der Umgang mit provozierenden oder verängstigten als auch zum Teil aggressiven Patienten. Der Umgang mit Gefühlen bei Patientenschicksalen bei schweren Diagnosen, ebenso wie der Kontakt mit dem Tod. Konflikte im Team, aufgrund von steigender Arbeitsverdichtung oder der aktuellen Covid-19-Pandemie stellen für einige Arbeitnehmer*innen eine weitere Schwierigkeit dar.[7] Pflegekräfte arbeiten seit einer geraumen Zeit am Limit.[8] Dabei wünschen sich nicht nur die Pflegekräfte, sondern auch viele Patienten eine ausführliche Interaktionen und Kommunikation miteinander, häufig bleibt diese auf der Strecke. Die Bereitstellung von Pflegerobotern im Betreuungs- und Pflegebereich, kann einen Teil der anfallenden Arbeit kompensieren.

Pflegerobotik hat ein enormes Potenzial, indem sie etwa das selbstständige Leben verlängert und Pflegekräften durch die Übernahme von körperlich schweren Tätigkeiten, sowie Transportdiensten eine Mithilfe bietet. Ein Potenzial, welches von Pflegenden oft noch verachtet wird. Seit der Corona-Pandemie, erlebt die Entwicklung von Servicerobotern in der Medizinbranche einen rasanten Trend und immer breitere Einsatzmöglichkeiten.[9]

---

[6] *Vgl. https://www.tk.de/resource/blob/2066542/2690efe8e801ae831e65fd251cc77223/gesundheitsreport-2019-data.pdf, Zugriff am 04.10.2020*

[7] *Vgl. https://www.tk.de/resource/blob/2066542/2690efe8e801ae831e65fd251cc77223/gesundheitsreport-2019-data.pdf, Zugriff am 04.10.2020*

[8] *Vgl. https://www.baua.de/DE/Angebote/Publikationen/Fakten/BIBB-BAuA-10.pdf?__blob=publicationFile&v=6, Zugriff am 04.10.2020*

[9] *Vgl. https://www.springerprofessional.de/roboter/corona-krise/gute-zeiten-fuer-serviceroboter/17917744, Zugriff am 04.10.2020*

Der vorliegende Beitrag legt den Fokus auf die Chancen und Risiken von Pflegerobotern.

2 Begriffserklärung

2.1 Serviceroboter

Das Frauenhofer-Institut definiert „Serviceroboter", als eine frei programmierbare Bewegungseinrichtung, die teil- oder vollautomatisch Dienstleistungen verrichtet. Dienstleistungen sind dabei Tätigkeiten, die nicht der direkten industriellen Erzeugung von Sachgütern, sondern der Verrichtung von Leistungen für Menschen und Einrichtungen dienen.[10]

Anhand verschiedener Kriterien lassen sich Serviceroboter klassifizieren. Signifikant für die Hardwareseite, ist neben dem Fortbewegungssystem (z.b. Beine, Räder, Ketten) auch ob der Roboter mit einem bzw. mehreren Manipulatoren und entsprechender Handhabungsfähigkeiten ausgestattet ist oder nicht.[11] Schaut man sich die Steuerungsseite an, unterscheidet man zwischen vollautonomen, teilautonomen und teleoperierten Servicerobotern.[12]

Anhand der Einsatzfelder unterschiedlicher Serviceroboter lassen sich ebenso andere Klassifizierungen festlegen. Dabei ist es möglich, dass für ein und denselben Aufgabenbereich Robotersysteme mit unterschiedlichen technischen Ausprägungen eingesetzt werden.[13]

---

[10] Vgl. https://www.uni-due.de/imperia/md/content/wimi-care/wb__5_.pdf, Zugriff am 04.10.2020

[11] Vgl. https://www.uni-due.de/imperia/md/content/wimi-care/wb__5_.pdf, Zugriff am 04.10.2020

[12] Vgl. https://www.uni-due.de/imperia/md/content/wimi-care/wb__5_.pdf, Zugriff am 04.10.2020

[13] Vgl. https://www.uni-due.de/imperia/md/content/wimi-care/wb__5_.pdf, Zugriff am 04.10.2020

2.2 Pflegeroboter

Unter dem Begriff „Pflegeroboter" werden Robotersysteme verstanden, welche menschliche Pflegekräfte unterstützen oder deren Aufgaben nachkommen.[14] Sie übernehmen beispielsweise die Medikamentengabe, das Austeilen und Anreichen von Nahrungsmitteln, helfen bei der Mobilisation oder Lagerung von Patienten und sind im Notfall fähig einen Alarm abzusetzen.[15] Aufgrund ihrer unterschiedlichen Funktionen, lassen sich die Pflegeroboter grob in drei Kategorien einteilen. Neben dem Servicerobotern die fähig sind Hol- und Bringdienste zu übernehmen, sind Assistenzroboter in der Lage, Hilfestellung beim Umlagern und Aufrichten von Patienten zu bieten.[16] Weiter stehen Unterhaltungsroboter dem Menschen zur Verfügung, welche die geistigen und/oder körperlichen Funktionen der Person animieren.[17]

---

[14] Vgl. https://link.springer.com/chapter/10.1007/978-3-658-22698-5_12#Sec2, Zugriff am 04.10.2020

[15] Vgl. https://link.springer.com/chapter/10.1007/978-3-658-22698-5_12#Sec2, Zugriff am 04.10.2020

[16] Vgl. https://link.springer.com/chapter/10.1007/978-3-658-22698-5_12#Sec2, Zugriff am 04.10.2020

[17] Vgl. https://link.springer.com/chapter/10.1007/978-3-658-22698-5_12#Sec2, Zugriff am 04.10.2020

3 Bedeutung der Service Robotik im Gesundheitswesen

3.1 Einsatzfelder der Pflegerobotik

Das anerkannte Operationssystem Da Vinci ist bereits in etwa 100 deutschen Kliniken fest etabliert und unterstützt die Operateure etwa in der Thorax- oder Allgemein- und Viszeralchirurgie, es dient dem Operateur als verlängerter Operationsarm.[18] Das zwei Millionen Euro teure Operationssystem bringt für den Patienten Vorteile, so kommt es zu einem geringeren Blutverlust, einer besseren Wundheilung sowie äußerlich kleinen Schnittwunden.[19] Künftig sollen nicht nur im OP Roboter eingesetzt werden, sondern auch auf den peripheren Stationen. Das Frauenhofer-Institut forscht seit einigen Jahren gezielt an der Frage, ob Roboter eine Option bieten, Personal im Pflegealltag zu entlasten. Als Vorbild dient Japan, hier existiert seit 2015 „Robear".[20] Der Bär-ähnlich gestaltete Assistenzroboter ist fähig Patienten aus dem Bett in einen Rollstuhl zu heben.[21] Jeder zweite Mitarbeiter in der Pflege gibt an unter chronischen Rückenschmerzen zu leiden, der „Robear" kann die körperlich schwere Aufgabe eines Transfers übernehmen und stärkt somit zeitgleich die Rückengesundheit der Pflegekräfte.[22] Ein ähnliches Konzept will das Frauenhofer IPA mit „Elevon" etablieren.[23] Dieser Ansatz beschreibt einen multifunktionalen Personenlifter, welcher mit ergänzenden Assistenzfunktionen ausgestattet ist. Die Pflegekraft kann „Elevon" elektronisch anfordern und die Technik

---

[18] Vgl. https://www.thieme-connect.com/products/ejournals/abstract/10.1055/s-0042-102822, Zugriff am 07.10.2020

[19] Vgl. https://www.operation-karriere.de/karriereweg/von-beruf-arzt/vor-und-nachteile-des-da-vinci-systems.html, Zugriff am 07.10.2020

[20] Vgl. https://www.healthrelations.de/pflegeroboter_klinik/, Zugriff am 09.10.2020

[21] Vgl. https://www.healthrelations.de/pflegeroboter_klinik/, Zugriff am 09.10.2020

[22] Vgl. https://www.baua.de/DE/Angebote/Publikationen/Aufsaetze/artikel1446.pdf?__blob=publicationFile&v=4, Zugriff am 09.10.2020

[23] Vgl. https://www.ipa.fraunhofer.de/content/dam/ipa/de/documents/Kompetenzen/Roboter--und-Assistenzsysteme/Serviceroboter_stationaereEinrichtungen.pdf, Zugriff am 09.10.2020

erkennt anhand von Sensoren, wie er seine Aufnahmesysteme entsprechend positionieren muss, um einen angenehmen Transfer zu verrichten.[24]

Neben „Elevon" arbeitet man auch an der Entwicklung eines intelligenten Pflegewagens „SeRoDi".[25] Dieser mit Verbandsmaterial oder Wäsche bestückte Pflegewagen soll den Mitarbeitern der Pflege lange Laufwege ersparen und zeitgleich den Materialverbrauch erkennen.[26] Per Smartphone bestellt die Pflegkraft den Serviceroboter zum gewünschten Einsatzort, dieser kann sich auch auf einer anderen Etage des Hauses befinden.[27] Dank eines 3D-Sensors und Objekterkennungs-Software erkennt der intelligente Wagen, welches Material entnommen wurde und kann den aktuellen Bestand messen.[28] Bemerkt der „SeRoDi", dass Teile der Materialien verbraucht sind, füllt er selbstständig -nach einer digitalen Bestätigung der Pflegekraft-, das zur Neige gehende Pflegeutensil auf.[29]

3.2 Akzeptanz und Chance der Pflegerobotik

Vieles, was aus Patientensicht noch nach futuristischer Vision klingt, wäre bereits heutzutage möglich. Jedoch herrscht in der Bevölkerung erhebliches Misstrauen gegenüber medizinischen Innovationen wie Pflegerobotern.[30] Mehr als die Hälfte der Deutschen (56%) sprechen sich gegen die Pflege einer intelligenten Technologie direkt

---

[24] Vgl. https://www.ipa.fraunhofer.de/content/dam/ipa/de/documents/Kompetenzen/Roboter--und-Assistenzsysteme/ Serviceroboter_stationaereEinrichtungen.pdf, Zugriff am 09.10.2020

[25] Vgl. https://www.ipa.fraunhofer.de/de/presse/presseinformationen/servicerobotik_fuer_die_pflege.html, Zugriff am 09.10.2020

[26] Vgl. https://www.ipa.fraunhofer.de/de/presse/presseinformationen/servicerobotik_fuer_die_pflege.html, Zugriff am 09.10.2020

[27] Vgl. https://www.ipa.fraunhofer.de/de/presse/presseinformationen/servicerobotik_fuer_die_pflege.html, Zugriff am 09.10.2020

[28] Vgl. https://www.ipa.fraunhofer.de/de/presse/presseinformationen/servicerobotik_fuer_die_pflege.html, Zugriff am 09.10.2020

[29] Vgl. https://www.ipa.fraunhofer.de/de/presse/presseinformationen/servicerobotik_fuer_die_pflege.html, Zugriff am 09.10.2020

[30] Vgl. https://www.aerzteblatt.de/nachrichten/83493/Umfrage-Wenig-Akzeptanz-fuer-Pflegeroboter-und-kuenstliche-Intelligenz, Zugriff am 09.10.2020

am Krankenbett aus.[31] 74% der Bevölkerung könnten akzeptieren, sich Speisen und Getränke von einem Roboter servieren zu lassen. Bei dem sensiblen Thema Medikamente sieht man dies kritischer.[32] Gerade einmal 28%, wären bereit, sich Medikamente von einem Roboter bringen zu lassen.[33] Dass Ergebnis verdeutlicht, wie groß die Skepsis gegenüber Robotern in der Pflege ist.

Auch unter Pflegenden ist die Idee Pflegeroboter einzusetzen umstritten. Dabei bietet die Technologie viele Chancen, sowohl für Pfleger als auch für zu Pflegende. Roboter leisten einen wertvollen Beitrag zur Optimierung der Lebensqualität erkrankter Personen und stärken zusätzlich die Arbeitsqualität der Fachkräfte.[34] Im Alltag leidet oft die psychosoziale Pflege, sprich sich Zeit für ein Gespräch mit dem Erkrankten zu nehmen. Hier kann es hilfreich sein, dass die Roboter Aufgaben, wie das Austeilen von Mahlzeiten übernehmen und die Pflegekräfte die Möglichkeit haben sich auf die Patientenbehandlung zu fokussieren.[35]

Eine weitere Chance bieten Heberoboter wie „Elevon", durch die Übernahme des Mobilisierung Vorgangs, können sich Pflegekräfte auf die sozio-emotive Seite konzentrieren.[36] Für eine sozio-emotive Pflege ist die leibgebundene Pflegearbeit unerlässlich, sie besteht darin verbal und gestisch Informationen zu vermitteln und gegebenenfalls beruhigend auf den Patienten einzuwirken.[37]

---

[31] Vgl. https://www.aerzteblatt.de/nachrichten/83493/Umfrage-Wenig-Akzeptanz-fuer-Pflegeroboter-und-kuenstliche-Intelligenz, Zugriff am 09.10.2020

[32] Vgl. https://t1p.de/6w8x, Zugriff am 09.10.2020

[33] Vgl. https://t1p.de/6w8x, Zugriff am 09.10.2020

[34] Vgl. https://www.ethikrat.org/fileadmin/Publikationen/Stellungnahmen/deutsch/stellungnahme-robotik-fuer-gute-pflege.pdf, Zugriff am 09.10.2020

[35] Vgl. https://www.ethikrat.org/fileadmin/Publikationen/Stellungnahmen/deutsch/stellungnahme-robotik-fuer-gute-pflege.pdf, Zugriff am 09.10.2020

[36] Vgl. https://www.ethikrat.org/fileadmin/Publikationen/Stellungnahmen/deutsch/stellungnahme-robotik-fuer-gute-pflege.pdf, Zugriff am 09.10.2020

[37] Vgl. https://www.ethikrat.org/fileadmin/Publikationen/Stellungnahmen/deutsch/stellungnahme-robotik-fuer-gute-pflege.pdf, Zugriff am 09.10.2020

3.3 Risiko: Privatsphäre und Datenschutz

Neben den Pflegekräften sollen zukünftig auch Roboter eng am Patienten arbeiten. Die intelligente Technologie soll personelle Aktivitäten dokumentieren, dazu zählt ebenfalls wie sich der Gesundheitszustand einer Person im Laufe der Zeit verändert.[38] Obendrein ist der Roboter in der Lage Bewegungsprofile zu erstellen, Gespräche aufzuzeichnen und zum Beispiel Trinkmengen von Patienten zu dokumentieren.[39] Wenn Roboter ihre Kamera, Mikrofon und Sensoren einsetzen um Aufzeichnungen zu machen, stellt sich die Frage, wie umfassender Datenschutz und Privatsphäre der Patienten zu gewährleisten sind.[40] Roboter die mit einem kleinem Display ausgestattet sind, können Patientendaten sofort abrufen, weiter sind sie in der Lage sensible Patientendaten wie zum Beispiel Diagnosen, Blutbefunde, Vitalparameter oder Blutzuckerwerte zu speichern und zu verarbeiten.[41]

---

[38] Vgl. https://www.informationsethik.net/?p=1543, Zugriff am 04.10.2020

[39] Vgl. https://www.informationsethik.net/?p=1543, Zugriff am 04.10.2020

[40] Vgl. https://link.springer.com/chapter/10.1007/978-3-658-22698-5_12#Sec2, Zugriff am 04.10.2020

[41] Vgl. http://blog.dgq.de/pflegeroboter-im-einsatz-chance-oder-risiko/, Zugriff am 06.10.2020

4. Fazit

Nicht erst seit der Corona-Pandemie steht das deutsche Gesundheitssystem vor großen Herausforderungen, wie beispielsweise Fachkräfte- und Nachwuchsmangel, psychischer und physischere Überlastung. Eine alleinige Lösung all dieser Probleme durch Pflegeroboter, dürfte bei den Pflegekräften zu Frustration führen. Ein Roboter ersetzt nicht, die im Pflegeberuf so wichtige zwischenmenschliche Ebene. Viele Pfleger*innen dürften sich durch ein voranbringen der Pflegerobotik seitens der Politik, noch weniger wertgeschätzt fühlen. Gerade im Jahr 2020 fühlten sich viele Mitarbeiter*innen im Gesundheitssystem ohnehin nicht anerkannt und sind enttäuscht das Versprechen hinsichtlich höherer Gehälter, Bonuszahlungen oder Personaluntergrenzen nicht eingehalten wurden. Nicht selten führt dies zum sogenannten „Pflexit" und somit zum Verlassen des Pflegeberufes.[42] Viele Gesundheits- und Krankenpfleger*innen Fragen sich, ob die moderne Technologie tatsächlich, im stationären Alltag, Probleme wie Fachkräftemangel oder hohes Arbeitsaufkommen ausgleicht. Zudem muss ein bewusster Umgang mit sensiblen Patientendaten sichergestellt sein. Daher sollten Themen wie Schweigepflicht und Datenschutz im Zentrum der Debatte stehen.

Vielversprechend ist der Gedanke, dass Pflegekräfte sich künftig auf pflegerische Tätigkeiten fokussieren sollen und zeitaufwändige Aufgaben wie zum Beispiel Hol-und Bringdienste von Pflegerobotern übernommen werden. Im Jahrzehnt der Digitalisierung wird es schwierig sein, sich der technischen Entwicklung zu entziehen. Entsprechend sollten Pflegeroboter als Benefit angesehen werden. Sie werden es der Pflegekraft ermöglichen, sich auf den Patienten und medizinische Tätigkeiten zu konzentrieren. Ebenfalls kann die Technik bei schweren körperlichen Aufgaben, wie zum Beispiel dem mobilisieren eines Patienten eine attraktive Unterstützung darstellen.

Abschließend lässt sich sagen, dass der Pflegesektor sich hinsichtlich der bestehenden Problematiken weiter entwickeln muss. Der Ausbau von Pflegerobotern ist hier nur ein Aspekt von Vielen. Bei allem Fortschritt sollten wir eines nicht vergessen: um gesund zu leben oder zu werden, braucht es nicht nur Maschinen, sondern vor allem Menschen.

---

[42] Vgl. https://www.aerztezeitung.de/Politik/Der-Pflexit-255545.html, Zugriff am 12.10.2020

Literaturverzeichnis:

Internetverzeichnis:

Ärzteblatt (2017): Umfrage: Wenig Akzeptanz für Pflegeroboter und künstliche
Intelligenz, (2017-11-16) <https://www.aerzteblatt.de/nachrichten/
83493/Umfrage-Wenig-Akzeptanz-fuer-Pflegeroboter-und-kuenstliche
-Intelligenz> [Zugriff 2020-10-09]

Dr. Baas, Jens (2019): Gesundheitsreport- Pflegefall Pflegebranche? So geht's
Deutschlands Pflegekräften, (2019-06-19) <https://www.tk.de/resource/
blob/2066542/2690efe8e801ae831e65fd251cc77223/gesundheitsreport-2019
-data.pdf> [Zugriff 2020-10-04]

Bender, Oliver (2014): Der Spion im eigenen Haus, (2014-03-06)
<https://www.informationsethik.net/?p=1543> [Zugriff 2020-10-04]

Bundesanstalt für Arbeitsschutz und Arbeitsmedizin (2014): Arbeit in der Pflege- Arbeit
am Limit? Arbeitsbedinungen in der Pflegebranche, (2014-09-18)
<https://www.baua.de/DE/Angebote/Publikationen/Fakten/BIBB-BAuA-
10.pdf?__blob=publicationFile&v=6> [Zugriff 2020-10-04]

Deutscher Ethikrat (2020): Robotik für gute Pflege, (2020-03-10)
<https://www.ethikrat.org/fileadmin/Publikationen/Stellungnahmen/
deutsch/stellungnahme-robotik-fuer-gute-pflege.pdf> [Zugriff 2020-10-09]

Frey, Dorothee; Rieger, Sandra (2017): Einflussfaktoren auf chronische
Rückenschmerzen bei Pflegekräften in der Altenpflege in Rheinland-Pfalz,
(2017-10-10) <https://www.baua.de/DE/Angebote/Publikationen/Aufsaetze/
artikel1446.pdf?__blob=publicationFile&v=4> [Zugriff 2020-10-09]

Dr.-Ing. Dipl.-Inf. Graf, Birgit (2018): Forschungsprojekt „SeRoDi" präsentiert
Abschlussergebnisse, (2018-10-09) <https://www.ipa.fraunhofer.de/de/presse/
presseinformationen/servicerobotik_fuer_die_pflege.html> [Zugriff 2020-10-09]

Dr.-Ing. Dipl.-Inf. Graf, Birgit (2009): Förderung des Wissenstransfers für eine aktive Mitgestaltung des Pflegesektors durch Mikrosystemtechnik, (2009-07-08) <https://www.uni-due.de/imperia/md/content/wimi-care/wb__5_.pdf> [Zugriff 2020-10-04]

Heer, Carsten (2020): Roboter: Deutschland in Europa auf Platz eins, berichtet Internation Federation of Robotics, (2020-09-24) <https://ifr.org/downloads/press2018/2020-09-24_IFR_Pressemeldung_WR_Industrie-Roboter_deutsch.pdf> [Zugriff 2020-10-04]

Honekamp, Ivonne; Sauer,Larissa; Wache, Thomas (2019): Akzeptanz von Pflegerobotern im Krankenhaus, (2019-01-21) <https://t1p.de/6w8x> [Zugriff 2020-10-09]

Dr.Hölzen, Jens Peter; Prof. Dr. Pascher, Andreas (2020): DA VINCI- das Master-Slave-Assistenzsystem, (2020-05-05) <https://www.operation-karriere.de/karriereweg/von-beruf-arzt/vor-und-nachteile-des-da-vinci-systems.html> [Zugriff 2020-10-07]

Ghadimi, Michael; Fischer, Ariane; Sommer, Rica (2016): Rektum und Sigmaresektion mit dem OP-Roboter DaVinci SI, (2016-03-01) <https://www.thieme-connect.com/products/ejournals/abstract/10.1055/s-0042-102822> [Zugriff 2020-10-07]

Internation Federation of Robotics (2020): Die Top-Treiber für den Einsatz von Industrie-Robotern, (2020-02-26) <https://www.it-daily.net/it-management/industrie-rpa/23578-die-top-treiber-fuer-den-einsatz-von-industrie-robotern> [Zugriff 2020-10-04]

Kreis, Jeanne (2018): Umsorgen, überwachen, unterhalten- sind Pflegeroboter ethisch vertretbar?, (2018-11-22) <https://link.springer.com/chapter/10.1007/978-3-658-22698-5_12#Sec2> [Zugriff 2020-10-04]

Schramwoski, Anna (2019): Pflegeroboter im Einsatz- Chance oder Risiko?, (2019-02-05) <http://blog.dgq.de/pflegeroboter-im-einsatz-chance-oder-risiko/> [Zugriff 2020-10-04]

Siebel, Thomas (2020): Gute Zeiten für Serviceroboter, (2020-04-22) <https://www.springerprofessional.de/roboter/corona-krise/gute-zeiten-fuer-serviceroboter/17917744> [Zugriff 2020-10-04]

Wax, Bettina (2016): Pflege 4.0: Pflegeroboter können Personal entlasten. Mehr als eine Vision?, (2016-09-08) <https://www.healthrelations.de/pflegeroboter_klinik/> [Zugriff 2020-10-09]

BEI GRIN MACHT SICH IHR WISSEN BEZAHLT

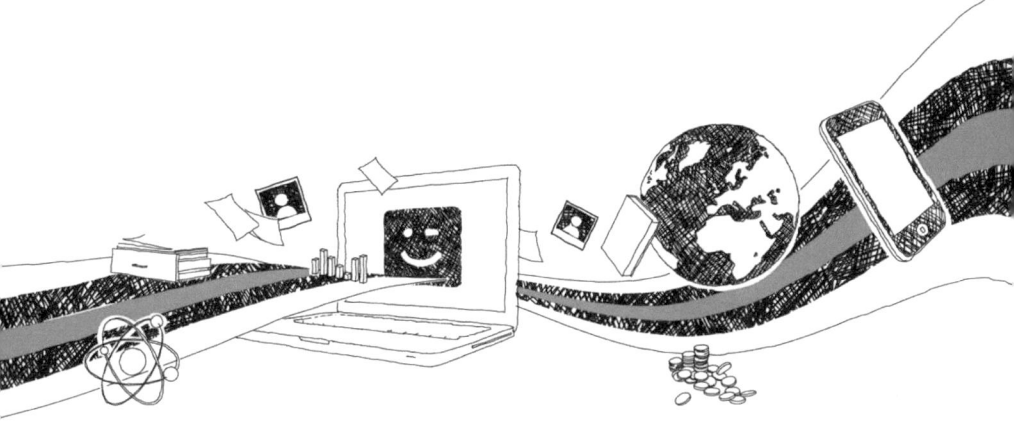

- Wir veröffentlichen Ihre Hausarbeit, Bachelor- und Masterarbeit

- Ihr eigenes eBook und Buch - weltweit in allen wichtigen Shops

- Verdienen Sie an jedem Verkauf

Jetzt bei www.GRIN.com hochladen und kostenlos publizieren

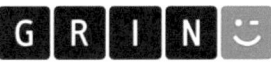